AF460569

LA VIANDE DE BOUCHERIE

ET

L'ALIMENTATION PUBLIQUE

PAR

M. L. BAILLET

Vétérinaire de la Ville

INSPECTEUR GÉNÉRAL DU SERVICE DES VIANDES, A BORDEAUX

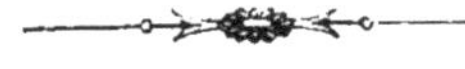

BORDEAUX

IMPRIMERIE CENTRALE A. DE LANEFRANQUE

23-25, rue Permentade, 23-25

Mars 1873

LA VIANDE DE BOUCHERIE

ET

L'ALIMENTATION PUBLIQUE

PAR

M. L. BAILLET

Vétérinaire de la Ville, Inspecteur général du Service des Viandes,
à Bordeaux.

La question de l'alimentation a de tout temps préoccupé les hommes appelés à veiller sur le bien-être matériel des populations. Législateurs, magistrats, médecins se sont à l'envi demandé si l'hygiène publique ne gagnerait pas à une étude sérieuse des conditions économiques de la vie matérielle envisagée comme étant un mal nécessaire.

Malheureusement les lois, arrêtés, ordonnances n'ont souvent rencontré que des appréciations erronées de la part de gens qui, les uns n'ont jamais compris l'action de manger que comme un exercice ennuyeux, pour l'accomplissement duquel il n'y avait qu'à s'en rapporter au goût de chacun ; les autres n'aspirent qu'à se jouer de tous les préceptes, pour donner cours à leur préférence marquée pour les mets les plus exquis, les vins les plus choisis, cela souvent au détriment de leur propre santé.

On ne peut cependant voir dans la question de l'alimentation qu'une satisfaction pure et simple du besoin matériel de manger, pas plus qu'un simple désir d'offrir une satisfaction passagère à un palais blasé.

Il est plus rationnel, ce me semble, d'admettre que celui qui répare ses forces avec prudence et discernement peut suffire à une dose de travail plus grande que l'être condamné à se priver du nécessaire. Partant de là, il semblerait très-important que la classe qui travaille le plus fût aussi celle qui pût disposer de la plus grande quantité d'aliments réparateurs. Et si malheureusement les ressources financières du travailleur sont dans la plupart des cas en opposition flagrante avec les besoins de son estomac, il appartient à l'autorité de le protéger en veillant sur la qualité de la marchandise qui lui est vendue.

Loin de moi la pensée de vouloir étudier ici tous les produits entrant journellement dans la consommation alimentaire. En ma qualité d'inspecteur général de la boucherie, je me propose d'insister sur les bons effets que produit la viande entrant dans la ration journalière et de faire ressortir les inconvénients du renchérissement qu'a subi cette denrée depuis un certain temps; je terminerai ce travail par un conseil dont l'application aurait pour effet de diminuer le prix de cette base du régime alimentaire de l'homme.

Je diviserai donc mon travail en deux parties, m'appliquant à répondre aux questions suivantes : 1° Quel rôle joue la viande de boucherie dans l'alimentation de l'homme? 2° Quelles sont les causes du renchérissement de la viande ?

PREMIÈRE PARTIE

Quel rôle joue la viande de boucherie dans l'alimentation de l'homme ?

Il y a longtemps que l'on a dit : la viande nourrit la viande. On ne saurait nier en effet le rôle que joue la viande de boucherie dans l'alimentation, et ce rôle s'explique par ce fait qu'elle contient tout formés les éléments si nombreux qui composent l'organisme humain. Les muscles ou la chair en forment la base, et l'élément particulièrement nourrissant des muscles est la *fibrine*, dans la composition de laquelle l'azote entre pour 16 %. La fibrine existe également en grande quantité dans le sang dont la chair est imprégnée. Le jus de la viande est formé par *l'osmazône*, principe stimulant qui facilite la digestion et qui donne à la viande son parfum et son goût. L'osmazône, que l'on ne rencontre pas encore dans la viande des jeunes animaux, la colore lorsque les animaux passent à l'état adulte. A ces éléments est associée la *graisse*, qui a pour effet de rendre les fibres musculaires plus souples, plus aisées à diviser et conséquemment plus aisées à digérer. Indépendamment de ce rôle, la graisse représente l'élément carboné de la viande, élément essentiellement combustible, se combinant à chaque instant du jour avec l'oxygène introduit dans la poitrine pendant l'acte de la respiration, et fournissant par cela même un appoint à la production de chaleur nécessaire à l'entretien de la vie. On trouve encore dans la viande de la gélatine, substance raffraichissante mais peu nutritive ; de l'albumine, qui forme l'écume du pot au feu. Enfin les os de la viande ont pour base le phosphate de chaux, dont la quantité augmente avec l'âge des animaux. La fibrine est donc l'élément azoté, fortifiant de la viande ; la graisse en est l'élément respiratoire, ou si l'on aime mieux une des sources de la chaleur animale.

Or, comme il faut à un homme, quel que soit son travail, force et chaleur, on conclut naturellement à la nécessité de consommer de la viande pour suffire à ces deux grandes exigences de la vie; on conclut aussi que la meilleure des viandes est celle qui contient chair et graisse.

On objectera peut-être à ce raisonnement que l'ouvrier, dont les forces s'épuisent le plus par un travail pénible, est loin d'être celui qui consomme le plus de viande, vu, dans la plupart des cas, l'exiguité de son salaire. Tout en regrettant qu'il n'en puisse être autrement pour le travailleur, on peut dire que celui-ci fait entrer dans sa ration journalière beaucoup de matières féculentes, pain, haricots, pommes de terre, etc , substances dans lesquelles existent également l'élément azoté et l'élément carbonné ; on peut ajouter toutefois que pris en certaine quantité, ces farineux lestent l'appareil digestif sans pour cela suffire aux pertes que fait l'économie pendant le travail comme le ferait une quantité proportionnée de viande. Aussi rien ne prouve que la constitution lymphatique, les maladies par altération du sang, les fièvres adynamiques si communes chez la classe pauvre, ne trouvent leur explication dans la privation presque complète de l'aliment *viande*. De même qu'à l'homme fatiguant beaucoup, un régime dans lequel la viande entre pour une bonne part est utile, de même une nourriture où l'élément animal prédomine est nuisible à l'homme de cabinet, presque toujours en repos, dont l'esprit est sans cesse préoccupé; un régime semblable le prédispose aux apoplexies, aux embarras de tête, à la goutte et aux maladies des voies urinaires.

Mais le genre de travail n'est pas le seul guide à consulter dans la consommation de l'aliment qui nous occupe. Le *tempérament*, cette prédominence de l'un des systèmes principaux de l'organisation humaine, ne doit pas être méconnu. Au *tempérament sanguin*, « caractérisé par le visage coloré, les douleurs de tête, les bourdonnements d'oreille, la plénitude du pouls, la chaleur constante de la peau, » la viande ne peut convenir ou ne doit entrer qu'exceptionnellement dans le régime alimentaire. Au *tempérament lymphatique* au contraire, « lequel s'annonce par un visage pâle, à teinte bilieuse, par des engorgements des glandes, par un appétit irrégulier ou dépravé, par une mollesse des chairs, un manque d'énergie, » la viande est utile, indispensable même.

Enfin il faut tenir compte de l'état de santé ou de maladie, de l'âge des sujets, pour doser la quantité plus ou moins grande de viande entrant dans le régime alimentaire. — C'est ainsi que le vieillard trouve dans la viande les éléments propres à relever ses forces affaiblies, alors qu'une consommation irréfléchie de cet aliment devient préjudiciable à l'adulte dont la constitution est forte et robuste. — Au convalescent affaibli par de longues souffrances, la viande, dans la plupart des cas, est indispensable pourvu cependant qu'elle soit donnée à doses graduées compatibles avec les forces de l'estomac.

On ne doit donc pas avoir de parti pris en faveur d'une alimentation exclusivement animale et l'on peut dire que la tempérance est en cette matière le meilleur guide ; mais, toutes choses étant égales d'ailleurs, on ne peut nier le bon effet que produit la viande entrant dans la ration journalière.

Cette première partie de mon travail sera complète lorsque j'aurai dit quelques mots sur la valeur qu'il faut attribuer à chacune des espèces de viande entrant dans l'alimentation et sur les caractères qui distinguent les différentes qualités de viande.

Les savants et les gourmets (ce qui ne veut pas dire que l'on ne puisse être l'un et l'autre à la fois) ont de tout temps divisé les viandes en deux grandes classes, savoir : les *viandes blanches* et les *viandes colorées*. Les premières elles-mêmes se divisent en *viandes blanches molles* et en *viandes blanches fermes*.

1re Classe. — *Viandes blanches*. — **A**. Dans la catégorie des viandes blanches à fibre molle se rangent le *veau*, *l'agneau* et le *chevreau*. — Ces viandes sont légères, raffraichissantes, tendres et de facile digestion. Elles sont peu nourrissantes et ont généralement besoin d'être relevées par quelque assaisonnement très-épicé. — L'agneau est de toutes la moins nourrissante, la moins propre à donner des forces; il jouit de ces inconvénients particulièrement lorsqu'il est trop jeune, alors que sa fibre est associée à une grande quantité de gélatine; ajoutons qu'il y aurait avantage à ce que l'agneau n'entrât pas pour une part aussi large dans la consommation, en présence du prix élevé qu'atteint de nos jours la viande de mouton. — On peut dire, en un mot, que l'agneau et le chevreau sont des viandes de luxe et non des viandes réellement utiles.

B. La section des viandes blanches et fermes ne contient que le *porc*. Celui-ci a, en effet, la viande serrée, compacte, très-nourrissante et d'un bon goût, mais ne se laisse pas facilement digérer par tous les estomacs.

On reproche au porc d'être prédisposé à contracter certaines maladies préjudiciables à sa qualité, et particulièrement la ladrerie et la trichine. — La ladrerie est caractérisée par la présence au sein de la viande de petites ampoules ou vessies elliptiques, longues de 12 à 20 millimètres, larges de 5 à 10 millimètres et même plus. Prise séparément, chacune de ces petites vessies porte sur un point de sa surface un petit corps blanc, opaque, dans lequel le microscope dévoile l'organisation de la tête de l'un des vers intestinaux les plus redoutables pour l'homme, le *ver solitaire ou tœnia solium*. L'expérience démontre qu'introduit dans le tube digestif de l'homme, le petit ver de la ladrerie ou cysticerque s'y développe avec tous les caractères du ver solitaire. En France, en Suisse, en Allemagne, des naturalistes distingués ont provoqué la formation du ver solitaire chez des personnes auxquelles ils avaient fait prendre des cysticerques de la ladrerie.

La trichinose ou infection de l'homme par la trichine, n'a été réellement constatée qu'en Allemagne. Elle est due à l'ingestion d'un autre parasite de 1 à 2 millimètres de longueur, roulé en spirale et dont on a constaté la présence dans les intestins et dans les muscles. La trichinose, qui se révèle par des symptômes ayant une grande analogie avec ceux de la fièvre typhoïde, dure de 20 à 40 jours et laisse après elle une faiblesse excessive, une convalescence de 4, 5 et 6 mois.

Quelque graves que soient les accidents occasionnés par le ver de la ladrerie et la trichine, on doit, au point de vue pratique, faire une grande différence entre les caractères propres à l'une et à l'autre maladie chez les porcs. — *La ladrerie est facile à constater à l'œil nu dans la viande du porc, tandis qu'il est impossible de soupçonner la présence des trichines.* J'ajoute que la consommation de la viande de porc se faisant en France plus particulièrement à l'état de viande cuite, nous avons moins à craindre les effets du ver de la ladrerie et de la trichine sur l'appareil digestif de l'homme qu'en Allemagne, par exemple, où les habitudes économiques sont telles qu'on utilise la viande de porc à l'état cru. — Or l'expérience a démontré qu'il suffisait que la viande fut soumise à une température de 58 à 60°, pour que la trichine fût tuée. — Nous pourrions nous étendre beaucoup plus sur cette question, mais nous sortirions du cadre que nous nous sommes tracé.

2° *Viandes colorées.* — Les meilleures viandes sont incontestablement celles appartenant à la catégorie des *viandes colorées*, où nous trouvons le *bœuf et le mouton*. Ces viandes sont toniques, aptes à réparer les forces, à hâter la convalescence des malades; leur couleur vive, leur aspect persillé de graisse, leur consistance ferme, leur odeur agréable, leur fibre pénétrée d'osmazône en font un des aliments les plus utiles à l'homme et des plus appropriés à suffire aux pertes incessantes que fait l'économie. Les bœufs de 4 à 8 ans, bien engraissés, privés jeunes des organes de la génération, donnent la meilleure viande. On ne connait pas assez au point de vue de l'économie du ménage l'importance qu'il faut attacher à l'état de graisse d'un morceau de bœuf. Ainsi « il est » prouvé, dit M. Zundel, vétérinaire à Mulhouse, que la viande » de bœuf gras ne renferme que 39 pour cent d'eau et que le » restant est de la matière nutritive, tandis que de la viande » maigre renferme jusqu'à 60 pour cent d'eau. Si donc on » achète de la viande maigre à 1 fr. 20 le kilo, tandis que la » viande grasse coûterait 1 fr. 60, on n'achète pas à meilleur » marché, et l'acheteur reçoit 20 à 25 pour cent d'eau en plus » que le boucher a la générosité de donner gratis. » C'est à l'état de rôtis que les viandes colorées rendent les plus grands services à l'alimentation. Amenées petit à petit au degré voulu de cuisson, elles conservent leurs principes nutritifs enfermés dans une sorte d'enveloppe due à la carbonisation lente et progressive des parties les plus extérieures. Aussi leur goût est-il généralement meilleur, leur parfum plus exquis que chez celles soumises à l'ébullition prolongée. — Bouillie, la viande de bœuf a perdu toutes les parties solubles, ses sucs animalisables, l'eau ayant entraîné une grande partie de l'osmazône, de l'albumine, des sels solubles et de la graisse contenue dans les aréoles du tissu cellulaire.

Il est une sorte de viande que l'on peut classer parmi les viandes colorées et à laquelle je dois consacrer quelques lignes, je veux parler *de la viande de cheval*. La chair de cheval est bonne et peut tout aussi bien que la viande de bœuf entrer dans l'alimentation de l'homme; les tristes événements qui se rattachent à la guerre dernière ne prouvent que trop la vérité de ce que j'avance. — Dans les conditions ordinaires, le préjugé seul fait reculer devant une utilisation plus générale de la viande de cheval, et pourtant sur quoi repose ce préjugé? Le cheval n'est-il pas herbivore comme le bœuf et le mouton, n'est-il pas au contraire plus difficile que ceux-ci dans le choix de sa nourriture? Sont-ce les maladies, les genres de traitements chirurgicaux employés à son égard qui font que sa viande nous inspire comme une sorte d'horreur? Est-ce parce que cette viande est généralement d'une couleur foncée, d'un aspect souvent peu attrayant? Combien de personnes ai-je entendu expliquer leur répugnance par le souvenir de maladies morveuses ou farineuses dont le cheval peut être atteint; d'autres s'appuient sur l'horreur que leur inspire la vue d'un séton, l'aspect d'une plaie ou suppuration, etc., etc. Eh mon Dieu! répondrai-je, vous ne jugez aussi favorablement le bœuf que parce que vous voyez sa viande travaillée avec art à l'étal de nos bouchers, sans vous soucier des affections terribles dont il peut être atteint; la phthisie pulmonaire, le charbon n'ont-ils pas aussi droit à une part non moins grande dans notre appréhension? Ce qu'il y a de certain, dit M. le professeur Goubaux, d'Alfort, c'est que la viande de cheval a la même valeur nutritive, est aussi succulente que celle de bœuf *et qu'elle coûte moins cher*. Je ne veux pas me transformer en apologiste extravagant de la viande de ce solipède; mais, ayant démontré l'importance de la viande dans l'alimentation des classes ouvrières, je tiens à faire ressortir ce grand fait qu'à une époque comme celle que nous traversons, où la viande de bœuf a atteint un prix aussi élevé, on ne peut qu'applaudir à l'idée philanthropique des hommes éclairés qui se sont voués à la propagation de la viande de cheval. Toutes les parties d'un bœuf ne sont pas également nutritives, ainsi le commerce comme la consommation ont-ils su établir plusieurs catégories de viande et donner à chacune d'elles une valeur numéraire relative. Au point de vue pratique, ces catégories sont établies en tenant compte à la fois des points du corps où prédomine l'élément musculaire et de ceux où la graisse se dépose de préférence pour donner à ces muscles ou viande plus ou moins de qualité. Chacun sait, par exemple, qu'un morceau d'aloyau ou de filet est cent fois préférable à un morceau de collier ou d'épaule. Au point de vue qui nous occupe ici, je chercherai surtout à faire ressortir les caractères à l'aide desquels on peut reconnaître les qualités réellement nutritives d'un morceau de viande.

Pour faciliter cette courte étude, je distinguerai quatre catégories de viande, savoir : la viande bonne, la viande assez bonne, la viande médiocre et la mauvaise viande.

La bonne viande se reconnaît aux caractères suivants :

Sur un fond rouge vif se dessinent de nombreuses marbrures blanches de graisse qui font donner à cette viande la qualification de *persillée* ou *marbrée ;* son tissu est ferme, ses fibres serrées; la coupe est nette et légèrement humide, sans aucune tâche brune, sans infiltration jaunâtre; son odeur est douce et fraîche. A ces caractères j'ajouterai que cuite à point, sa coupe est franche, nette; le bouillon qu'elle donne est garni *d'œils larges* et annonce par son goût et son parfum combien la chair était riche en principes nutritifs. Cette viande qui, nous l'avons déjà vu, contient peu d'eau, nourrit réellement et rend les forces au convalescent épuisé par de longues souffrances.

La *viande assez bonne* diffère de la précédente par une moins grande quantité de graisse, une trame musculaire moins dense; sa coupe laisse souvent écouler un peu de sang, sa fibre est plus grossière; la graisse qui y adhère est moins ferme et moins blanche. — Le bouillon que fournit cette viande a moins d'*œils* que celui que donne la viande persillée, son goût, son arôme sont moins sensibles; en un mot elle nourrit moins parce qu'elle est moins riche. La transition de la viande assez bonne à la viande mauvaise se fait par l'intermédiaire de la viande médiocre, qui sans être préjudiciable, manque des qualités voulues pour constituer un aliment bon et profitable; quant à la mauvaise viande, elle provient le plus souvent d'animaux malades; sans vouloir traiter ici de toutes les altérations que peut présenter la viande, je dirai que, d'une manière générale, la viande est mauvaise lorsqu'elle est dépourvue de toutes les qualités que j'ai assignées aux trois catégories précédentes, lorsqu'elle est molle et que sa coupe offre des tâches brunâtres ou noires; lorsqu'elle est comme infiltrée d'un liquide jaunâtre clair ou qu'elle répand une odeur aigre ou piquante en même temps qu'elle s'écrase facilement sous le doigt. — Une température élevée, une grande humidité portent promptement un grand préjudice à la qualité de la viande; les effets de la chaleur sur la viande sont connus de tous; ceux produits par une température humide le sont moins et méritent cependant de l'être. Par un temps humide la viande devient molle, *noire* et acquiert une odeur ammoniacale; mais en enlevant la couche superficielle, on se convainct que l'altération peut ne pas être profonde, si tant est cependant que la viande provienne d'un animal abattu depuis peu.

En employant les *expressions de viande bonne*, viande assez bonne, médiocre et mauvaise, il est bien entendu que je n'ai voulu que donner des caractères généraux qui permissent de faire reconnaître ces quatre variétés de viande provenant de quatre animaux différents.

Le commerce désigne les catégories de viande par les expressions de viande de première, de seconde ou de troisième qualité; quant à la viande mauvaise proprement dite, elle n'est pour ainsi dire pas mise en vente, et le serait-elle, qu'il appartiendrait au service de l'inspection des viandes de sévir contre ceux qui s'en rendraient détenteurs.

Ce qu'il est surtout important de savoir au point de vue pratique, c'est que chez un animal dont la cuisse, le filet, l'aloyau, etc., sont de première qualité, ce que l'on est convenu d'appeler la basse viande, comme le collier, la poitrine, etc., participe à un égal degré des qualités reconnues aux morceaux de premier choix, et que, par exemple, *mieux vaut un morceau de poitrine d'un bœuf gras qu'un entre-côte d'un bœuf maigre*. Je tiens à bien préciser ma pensée sur ce point, car l'ouvrier, auquel les moyens ne permettent pas l'achat des premiers morceaux d'un *bon bœuf*, doit être persuadé qu'il aura également de bonne viande en achetant à plus bas prix les bas morceaux du même animal.

DEUXIÈME PARTIE

Quelles sont les causes du renchérissement de la viande ?

Plusieurs causes me paraissent propres à expliquer le renchérissement qu'a subi la viande depuis quelques années, depuis surtout les derniers événements malheureux dont la France a été le théâtre.

Un premier fait facile à constater, à l'avantage de notre population, c'est que la consommation de la viande a sensiblement augmenté depuis quelques années. J'ai trouvé à ce propos dans un travail que j'ai déjà cité, dû à M. Zundel, vétérinaire à Mulhouse, les lignes suivantes : « Alors que la » consommation moyenne de viande n'était en 1812 que de

» 15 à 18 kilos par habitant, elle était de 20 kilos en 1838 et
» de 24 kilos en 1872 ; elle est aujourd'hui de 28 à 32 kilos
» La consommation est surtout faible à la campagne, tandis
» que dans les villes au-dessus de 10,000 âmes elle varie de
» 50 à 75 kilog. *Elle est presque de 100 kil. par habitant à*
» *Paris.* »

Ces chiffres n'ont pas besoin de commentaires. — Du reste, il suffit de vivre pendant quelque temps dans un grand centre de population pour apprécier le carnage journalier qui doit se faire en vue de répondre aux besoins des habitants, et pour mesurer avec quelle ardeur chacun, petit ou grand, riche ou pauvre, aspire à apporter dans les habitudes intérieures du ménage des conditions de bien-être auxquelles nos pères n'étaient certainement pas habitués.

Pour fournir un exemple à l'appui de ce que j'avance, je citerai d'abord les chiffres d'animaux amenés au marché de Bordeaux depuis une période de douze années, chiffres annonçant une progression croissante de l'approvisionnement et conséquemment une augmentation de la quantité de viande consommée.

Tableau des quantités de bestiaux amenés au marché général de Bordeaux de l'année 1861 à l'année 1872 inclusivement

1861	1862	1863	1864	1865	1866	1867	1868	1869	1870	1871	1872
204655	207441	225278	239302	252562	264097	270866	250783	267479	269991	279715	266566

De ce tableau ressort qu'en 1867 l'approvisionnement de Bordeaux a augmenté de plus de soixante-cinq mille têtes de bétail sur celui de 1861 et que, quoique légèrement diminué en 1868, il a repris une marche progressive extraordinaire jusqu'en 1870, année où la présence à Bordeaux d'un surcroît de population doit être prise en considération dans notre travail; mais le chiffre plus normal que donne l'année 1872 vient encore à l'appui de l'accroissement sensible que nous avons reconnu exister jusqu'en 1867.

Envisagé dans son ensemble, ce t bleau dénote évidemment un accroissement progressif bien remarquable dans l'approvisionnement de notre marché, et conséquemment une augmentation bien sensible de la consommation. Mais ces chiffres acquièrent encore une bien plus grande importance lorsque, comparant les deux années extrêmes du tableau, on arrive à trouver que la différence dans le nombre d'animaux amenés au marché se traduit par une augmentation pour l'année 1872 de 3,723,924 kilogrammes de viande.

On ne peut cependant pas conclure de ces chiffres que la population bordelaise seule a bénéficié de cet accroissement d'approvisionnement, car tous les animaux amenés au marché ne sont pas achetés par les bouchers de la ville. On trouverait une base plus régulière pour apprécier la véritable consommation de la ville dans les chiffres des animauux tués à l'abattoir public et dans les quantités de viandes foraines entrant journellement en ville; mais, sans vouloir faire à chaque bouche sa part de consommation, je citerai seulement le résultat d'un relevé que j'ai pu faire du nombre d'animaux abattus à l'abattoir depuis l'année 1864 jusqu'à l'année 1872 inclusivement, résultat se chiffrant par une augmentation en faveur de 1872 de près de trente mille têtes de bétail.

De ce qui précède on peut donc affirmer qu'une des causes du renchérissement de la viande est la consommation sans cesse croissante de cet aliment, accroissement qui n'est plus en rapport avec la production ; mais à cette cause sont venues s'en joindre d'autres non moins importantes à connaître et se rattachant aux désastres qui ont accompagné ou suivi la dernière invasion allemande jusque sur les bords de la Loire.

Envisagée au point de vue des intérêts agricoles, la guerre doit toujours être considérée comme un fléau dévastateur, une source de ruines pour les localités qui sont le siége des opérations militaires, et si les souverains, quels qu'ils soient, étaient pénétrés de cette idée, s'ils comptaient un peu plus souvent avec ce qui produit qu'avec ce qui détruit, s'ils avaient, en un mot, réellement conscience des grands intérêts qui se rattachent à la production agricole, ils se lanceraient moins bénévolement dans des entreprises de guerre, où le vainqueur lui-même récolte bien souvent les plus cruelles déceptions.

Les derniers mois de l'année 1870 et les premiers de 1871 ont vu le sol de la France envahi par les hordes prussiennes traînant à leur suite tous les fléaux de la guerre. Des quantités considérables d'animaux ont été sacrifiées soit pour l'approvisionnement des troupes françaises, soit pour la nourriture des soldats prussiens; les grains, les fourrages, les bestiaux ont subi, de par le droit de réquisition forcée, le sort d'appartenir au premier occupant; bref, une *razzia* des plus complètes a été opérée dans les départements du Nord et de l'Est tant sur le bétail que sur les approvisionnements destinés à son entretien; de là une disette d'animaux de toutes natures dans des départements d'ordinaire très-riches et jouissant de pâturages abondants. De plus, l'envahissement progressif par l'armée allemande jetant l'épouvante dans les départements non encore occupés, mais craignant de l'être, a semé l'alarme dans l'esprit des éleveurs; ceux-ci, pour éviter la perte totale de leur bétail, le vendaient à bas prix aux bouchers, assez heureux pour en trouver un débit avantageux. Que de bouchers à Bordeaux pourraient confirmer ce que j'avance !

Mais les années 1870 et 1871, de si triste mémoire, se sont fait aussi remarquer par une récolte de fourrages très-restreinte qui a eu pour conséquence de diminuer l'élevage des animaux de boucherie, de telle façon que tout aidant, la guerre et la disette, les ressources en bétail se sont trouvées très-réduites, et l'on a vu nos marchés de l'Ouest et du Midi peuplés de bœufs de deux et trois ans se vendant à vils prix qui, sans ce concours de circonstances malheureuses, eussent encore été conservés pendant quatre ou cinq ans avant d'être livrés au couteau du boucher.

Ajoutons encore qu'un terrible fléau, conséquence inévitable des grandes invasions, cortége accoutumé des grands corps d'armées débouchant de l'orient, la *peste bovine* ou *typhus contagieux* des bêtes à cornes, est venue pendant et après la guerre diminuer notre population bovine dans des proportions considérables. Il résulte en effet des documents officiels, que la peste bovine a coûté à l'agriculture française en 1871 près de 57,000 têtes de bétail, d'une valeur approximative de près de 15 millions de francs, fournies par quarante départements parmi lesquels on peut citer comme ayant été les plus éprouvés ceux du Nord, de la Meuse, de la Marne, de la Mayenne, du Doubs et du Pas-de-Calais. Ainsi, destruction forcée, pertes dues à l'invasion du typhus ont laissé des vides qu'il fallait combler; pour cela faire, les agriculteurs des pays dévastés sont venus faire de nombreuses acquisitions dans les pays où les deux fléaux dévastateurs n'avaient pas pénétré; de là une nouvelle cause de diminution de la quantité de bétail ordinairement disponible, et, comme conséquence de cette diminution, une élévation du prix des animaux en âge d'être livrés à la consommation.

Il faut enfin reconnaître une dernière cause qui pour le moment agit de concert avec les précédentes pour expliquer l'élévation du prix de la viande, je veux parler de la récolte abondante de fourrages qui a caractérisé l'année 1872. Dans les conditions ordinaires, une abondance de fourrages a pour conséquence de faire diminuer le prix du bétail, par ce motif qu'elle permet de faire de nombreux élèves appelés à remplacer les animaux en âge d'être livrés à la boucherie ; mais, outre que, en vertu des causes énumérées plus haut, le bétail bon pour la boucherie fait défaut, les éleveurs n'ont pas moins fait de nombreux élèves qui représentent pour le moment autant d'animaux soustraits à la consommation. — Je sais que ces élèves deviendront par la suite autant de sujets que le commerce sera heureux de retrouver ; mais, ce qu'il est facile de prévoir aussi, c'est que ces animaux ne seront propres à être livrés à la consommation que dans quatre ou cinq ans.

En résumé, les causes capables d'expliquer le renchérissement de la viande sont les suivantes : 1° Augmentation de la consommation de la viande, qui cesse d'être en rapport avec la production et l'élevage ; 2° Dépopulation animale des pays envahis pendant la guerre ; 3° Pertes dues à l'invasion de la peste bovine ; 4° Repeuplement des pays envahis aux dépens des ressources offertes par les départements ayant échappé à la guerre et au typhus ; 5° Enfin, élevage extraordinaire d'un grand nombre de nouveaux élèves, grâce à la production fourragère de 1872.

De toutes ces causes il est aussi possible de prévoir que la viande conservera son prix élevé pendant quatre à cinq ans encore, à moins, chose possible, que quelque hardi spéculateur ne fasse arriver sur nos marchés du bétail étranger qui, assure-t-on, est très-commun et à très-bas prix sur certains points du nouveau continent.

J'aurais voulu pouvoir placer à côté des chiffres que j'ai donnés précédemment pour démontrer l'augmentation de la consommation de la viande en France, j'aurais voulu, dis-je, pouvoir mettre en regard le chiffre de la production annuelle de bétail ; mais la situation faite à notre pays par les événements derniers ont tellement modifié les bases de mon calcul, que je ne puis donner qu'un aperçu recueilli par moi en 1870 dans une statistique des plus intéressantes. — Voici ces chiffres, je les livre sans commentaires :

« L'augmentation de la race bovine depuis seize ans a été » de 249,141 têtes, soit 15,571 par année. Or, en France la » population double en moins de 200 ans; nous aurons donc » dans 50 ans environ 10 millions d'habitants de plus, soit » *quarante-huit millions*. Il faut pour suffire à cette augmen- » tation 32 millions d'hectolitres de céréales et plus de 3 mil- » liards de kilogrammes de viande; il faut naturellement » trouver les moyens de se procurer cet excédant. »

Il entrait dans mes intentions de terminer ce travail déjà long par quelques conseils dont l'application aurait pour résultat de ramener avec le temps le prix de la viande à un taux raisonnable et proportionné aux ressources pécuniaires dont peut disposer la majorité des consommateurs. — Mais je crois devoir mettre un terme aux considérations dans lesquelles je suis entré, me réservant de traiter plus tard la question de la production du bétail au point de vue de la boucherie.

Je terminerai donc par un simple avis que je crois pouvoir faire précéder de quelques lignes auxquelles adhéreront, j'en suis certain, producteurs et consommateurs.

Le gouvernement, les administrations départementales, les villes, les sociétés d'agriculture, les comices agricoles distribuent chaque année en primes des sommes importantes en vue de favoriser la production et l'amélioration des animaux de boucherie. — Les concours institués dans ce but ont eu pour résultat d'attirer l'attention des cultivateurs sur l'engraissement facile et précoce que certaines races sont susceptibles de prendre. C'est par ces concours que nos races françaises charollaise, nivernaise, limousine, garonnaise, bazadaise, etc., ont pu faire ressortir les qualités qui les distinguent et les avantages qu'il y aurait à les élever et les nourrir en vue de la plus grande production possible de viande. C'est également aux concours que l'on doit d'avoir pu apprécier les résultats obtenus par le croisement de ces races avec la race anglaise de Durham, race si précoce et dont les produits sont dignes des plus grands encouragements.

Mais dans la situation faite au commerce de la boucherie et surtout au consommateur par le prix élevé qu'atteint la viande en ce moment, il est, je crois, permis de se demander si les primes distribuées dans les concours de boucherie ne gagneraient pas à se porter vers un point que j'appelerai *plus pratique*, par cela seul qu'il produirait des résultats *immédiats* plus appréciables. — La majorité des primes est consacrée d'ordinaire aux éleveurs qui, *pour préparer des bêtes de concours*, se sont imposés de grands sacrifices et pour lesquels *la recette n'équilibre pas la dépense*. Ne vaudrait-il pas mieux qu'une portion de ces primes fût réservée à l'éleveur qui d'une année à l'autre conduit sur nos marchés d'approvisionnement la plus grande quantité d'animaux, non pas *fins-gras*, mais dans l'état de graisse que recherche le commerce et que préfère le consommateur? Déjà il y a tendance à entrer dans cette voie, puisque l'on institue des prix de bandes ; mais cela ne me paraît pas encore suffisant ; un éleveur habile peut certainement faire plus de quatre bons bœufs de boucherie par an. Craindrait-on que la spéculation s'en mêlât et que tel adroit *commerçant* achetât maigres pour vendre gras sur nos marchés les animaux propres à la boucherie? Quand cela serait, je dirais qu'il y aurait pour celui qui se livrerait à ce genre d'industrie un mérite digne des plus grands éloges et des plus justes récompenses ; car *le but serait atteint*, à servir un approvisionnement remarquable des marchés ayant pour conséquence une baisse du prix de la marchandise.

Je ne voudrais pas qu'on se méprit sur mes intentions à

l'égard des concours d'animaux de boucherie. J'ai déjà dit, et je le répète, ils ont produit de grands résultats ; mais après les considérations dans lesquelles je suis entré dans ce travail, je suis naturellement amené à conclure que la viande étant un aliment de première nécessité, il faut à tout prix la mettre à la portée de tous, et pour cela faire favoriser l'approvisionnement de nos marchés. Le moyen que je propose me semble bon parce que ses effets sont immédiats et qu'il importe d'agir promptement. — Du reste, je le soumets à l'appréciation des gens plus compétents que moi, les priant de le considérer comme venant d'un homme auquel incombe le devoir de redouter, et conséquemment de prévoir les conséquences d'une diminution possible de la quantité d'animaux alimentant le marché d'approvisionnement de Bordeaux.

L. BAILLET,
Vétérinaire de la Ville, Inspecteur général du Service des Viandes, à Bordeaux.

Bordeaux, le 12 Mars 1873.

Bordeaux. — Imprimerie centrale A. DE Lanefranque.

www.ingramcontent.com/pod-product-compliance
Ingram Content Group UK Ltd.
Pitfield, Milton Keynes, MK11 3LW, UK
UKHW020540180726
13839UKWH00006B/2632